CU00704125

RECETAS

FREIDORA DE AIRE

2021

RECETAS DELICIOSAS PARA PRINCIPIANTES

LAURA CARRERAS

Copyright 2021 - Todos los derechos reservados.

Reservados todos los derechos. Ninguna parte de esta publicación o la información contenida en ella puede citarse o reproducirse de ninguna forma por medio de impresión, escaneo, fotocopiado o cualquier otro medio sin el permiso previo por escrito del titular de los derechos de autor.

Descargo de responsabilidad y condiciones de uso: Se han realizado esfuerzos para garantizar que la información de este libro sea precisa y completa; sin embargo, el autor y el editor no garantizan la precisión de la información, el texto y los gráficos contenidos en el libro debido a la rapidez naturaleza cambiante de la ciencia, la investigación, los hechos conocidos y desconocidos e Internet. El autor y el editor no asumen ninguna responsabilidad por errores, omisiones o interpretación contraria del tema en este documento. Este libro se presenta únicamente con fines motivacionales e informativos.

Tabla de contenido

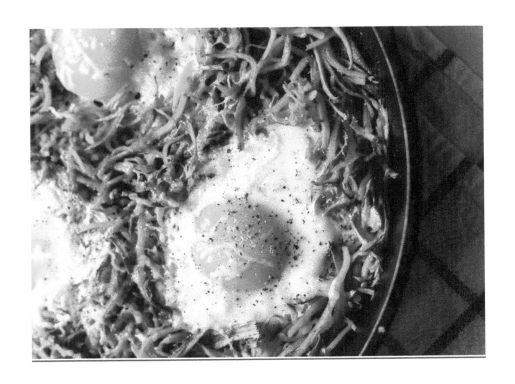

INTRODUCCIÓN

Todo el día corremos a toda prisa para resolver todos los problemas, ganar más dinero y conocer a todos los que queríamos; parece que no hay lugar para la ración saludable. A veces renunciamos a esta idea y comenzamos a comer comida rápida. A veces simplemente no podemos encontrar minutos y horas libres para cocinar carne de pollo en el horno o simplemente verduras asadas.

¿Por qué cocinar en Air Fryer es mejor? En primer lugar, no ocupa mucho espacio. Puede colocar esta máquina bastante pequeña (pero lo suficientemente grande como para cocinar incluso pollo entero con miel) incluso en la cocina u oficina pequeña. En segundo lugar, Air Fryer le permite cocinar sin aceite y esta tecnología hace que su ración sea varias veces más saludable. Ahora finalmente puede olvidarse de las dietas y dejar de pasar hambre para perder algo de peso.

¡Todo lo que cocines en Air Fryer estará lleno de vitaminas y bajas calorías! Es difícil de creer, pero puede permitirse fácilmente comer un sándwich club de barbacoa con papas fritas y postres y olvidarse de los kilos de más.

Air Fryer le permite ahorrar tiempo y dinero. No es necesario agregar mucho aceite y buscar recibos complicados. Esta máquina pequeña y fácil de usar hará realidad todos sus sueños.

Esta es su guía para una vida saludable sin dietas ni calorías extrañas.

¡Descubrirás lo fácil y sencillo que es cocinar deliciosas recetas para asombrar a tu invitado!

Dátiles envueltos en tocino

¡El queso azul, el tocino frito y el desayuno perfecto están listos!

Tiempo de preparación: 2 minutos.

Tiempo de cocción: 8 minutos.

Porciones: 5

Ingredientes:

- 1 cucharadita de condimento
- ¼ de libra de queso azul
- 4 rebanadas de tocino
- 10 dátiles deshuesados

Direcciones:

1. Corta el tocino en tres tiras iguales.
2. Cubre cada dátil con queso.
3. Ponle tocino a las fechas.
4. Coloque el desayuno en el futuro en la Air Fryer y configure la temperatura a 400 ° F.
5. Espere 5 minutos, luego cambie las fechas y espere tres minutos más.

6. Sirve este plato con aderezo.

Nutrición:

- Calorías: 180
- Grasas: 9g
- Hidratos de Carbono: 14g
- Proteína: 9g

Huevos al horno

¡Saciar huevos con tocino y especias horneados en una taza es extremadamente fácil de cocinar con Air Fryer! ¡Este almuerzo te dejará absolutamente feliz!

Tiempo de preparación: 10 minutos.

Tiempo de cocción: 20 minutos.

Porciones: 4

Ingredientes:

- 17.6 oz de espinacas
- Aceite de oliva
- Sal
- Pimienta
- 4 huevos
- 4 cucharaditas de cremas
- Manteca
- 7,1 oz de jamón

- Hierbas

Direcciones:

1. Encienda la Air Fryer y precaliente a 340oF.
2. Tome 4 tazas y cubra los bordes con mantequilla.
3. Coge una sartén y ponle un poco de aceite. Freír las espinacas en el aceite caliente durante varios minutos.
4. Rompe 1 huevo en 1 taza.
5. Agrega la loncha de jamón y las espinacas.
6. Cubrir con cremas y sal con pimienta.
7. Cocine en Air Fryer durante 20 minutos.
8. Cubra con hierbas después de cocinar.

Nutrición:

Calorías: 78
Grasas: 5.3g
Hidratos de carbono: 0,6 g
Proteínas: 6,3 g

Crutones de Pan con Queso

¡Crutones especiales con hierbas y queso brie para ti esta mañana!

Tiempo de preparación: 10 minutos.

Tiempo de cocción: 10 minutos.

Porciones: 1

Ingredientes:

- Aceite de oliva
- 2 rebanadas de pan
- Hierbas francesas
- 7,1 oz de queso brie

Direcciones:

1. Encienda la Air Fryer y precaliente a 340oF.
2. Corta las rebanadas de pan en mitades.
3. Haz una mezcla de aceite de oliva con hierbas.
4. Coloque las rebanadas de pan en la mezcla de aceite.
5. Cortar el queso brie en rodajas y colocar sobre el pan.

6. Coloque las migas futuras en la Air Fryer y cocine durante 7 minutos.
7. Sirve con salsa de frutos rojos.

Nutrición:

Calorías: 20
Grasas: 1,3 g
Hidratos de carbono: 1,5 g
Proteína: 0,5 g

Pudín de pan

¡El desayuno dulce está lleno de vitaminas y te hará sonreír durante todo el día!

Tiempo de preparación: 20 minutos.
Tiempo de cocción: 30 minutos.
Porciones: 4

Ingredientes:

- 1,76 oz de mantequilla
- 1 cucharadita de canela
- 4 rebanadas de pan
- 1 cucharadita de nuez moscada
- 1,76 oz de pasas
- 2 cucharaditas de extracto de vainilla
- 3 huevos
- 2.5 oz de azúcar
- ¼ de pinta de leche

Direcciones:

1. Encienda la Air Fryer y precaliente a 340oF.
2. Tome un plato aparte y mezcle la mantequilla con canela, nuez moscada, pasas y extracto de vainilla.
3. Hacer una mezcla de huevos con azúcar en el otro plato.
4. Cortar el pan en rodajas y cubrir con leche.
5. Poner encima la mezcla de huevo y azúcar y dejar actuar durante 10 minutos.
6. Mezclar con la crema y colocar en la Air Fryer durante 30 minutos.
7. Sirve con salsa de frutos rojos.

Nutrición:

- Calorías: 270
- Grasas: 13g
- Hidratos de Carbono: 33g
- Proteína: 5g

Queso crema de arándanos con tostadas francesas

¡Empiece el día con fuegos artificiales de emociones positivas! ¡Seguro que este desayuno se convertirá en uno de tus favoritos!

Tiempo de preparación: 4 minutos.
Tiempo de cocción: 8 minutos.
Porciones: 4

Ingredientes:

- 4 rebanadas de pan
- 2 huevos
- 3 cucharaditas de azúcar
- ¼ taza de arándanos
- 3 cucharaditas de azúcar
- 1 ½ taza de hojuelas de maíz
- 4 cucharadas de queso con sabor a moras
- 1/3 taza de leche
- ¼ de cucharadita de sal
- ¼ de cucharadita de nuez moscada

Direcciones:

1. Haz una mezcla de huevos, azúcar, sal, nuez moscada y leche.
2. Precaliente la freidora de aire hasta 400 ° F grados.
3. En un recipiente aparte, combine los arándanos y el queso.
4. Ponga la mezcla de frutos rojos en cada rebanada de pan.
5. Cubra las rebanadas de pan con la mezcla de huevo después.
6. Ponga pan en la hojuelas de maíz, cubriendo ambos lados de la rebanada.
7. Ahora podemos comenzar a hornear tostadas: coloque rebanadas de pan en la Air Fryer y espere 8 minutos.
8. Sirve este desayuno con almíbar y frutos rojos.

Nutrición:

- Calorías: 428
- Grasas: 11,1g
- Hidratos de carbono: 53,7 g
- Proteínas: 23,4 g

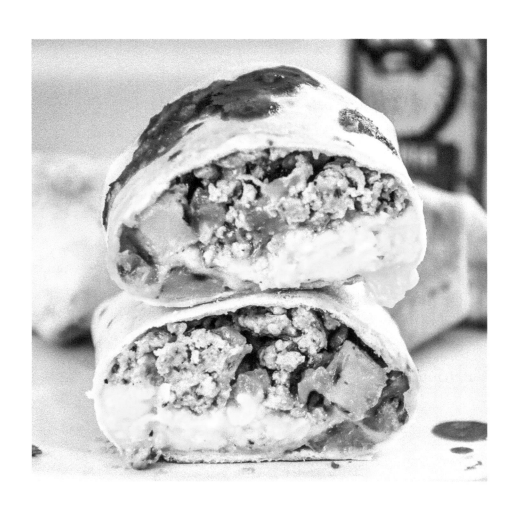

Pan de Queso Brasileño con Yogur

¡Esta receta fácil te hará amar las mañanas!

Tiempo de preparación: 5 minutos.

Tiempo de cocción: 13 minutos.

Porciones: 8

Ingredientes:

2 huevos

1 cucharada de sal

8,8 oz de queso

5.3 oz de leche

Yogur griego natural

3,5 oz de aceite

17.6 oz de harina de tapioca

Direcciones:

1. Encienda la Air Fryer y precaliéntela hasta 370oF.
2. Mezcle la leche, el queso, los huevos y la sal en una cacerola aparte.
3. Ponga la sartén al fuego y espere hasta que la mezcla comience a hervir.
4. Apague el fuego justo después de que la mezcla comience a hervir y reserve.
5. Licue la mezcla caliente con la harina.
6. Hacer bolitas y cubrirlas con aceite de oliva para que no se peguen.
7. Ponlos en la Air Fryer durante 13 minutos.
8. Abra el yogur natural griego y colóquelo en un vaso aparte; sirva el pan junto con el yogur.

Nutrición:

- Calorías: 140
- Grasas: 6g
- Hidratos de Carbono: 15g
- Proteína: 3g

Muffins de desayuno

Muffins de verduras ligeros y saludables para el desayuno, ¡es una forma rápida y fácil de obtener todas las vitaminas necesarias y buen humor para todo el día!

Tiempo de preparación: 20 minutos

Hora de cocinar: 20 minutos

Porciones: 2

Ingredientes:

- Tomillo fresco
- 1.49 onzas líquidas de leche de coco
- 3 puñados de verduras cocidas sobrantes
- Sal
- Pimienta
- 1 cucharada de cilantro
- 3 oz de granola

Direcciones:

1. Encienda la Air Fryer y precaliente a 340oF.
2. Mezcle las verduras con granola en la licuadora.
3. Agregue leche a las verduras y mezcle con el tenedor.
4. Combine la mezcla con el condimento.
5. Haga formas de galleta con la mezcla y colóquelas en la freidora de aire.
6. Cocine por 20 minutos.
7. Sirve con la salsa de queso y las hierbas.

Nutrición:

- Calorías: 440
- Grasas: 28g
- Hidratos de Carbono: 28g
- Proteína: 19g

Sandwich de desayuno

¿Siempre fuera de tiempo? ¡Ahora puedes preparar un nutritivo desayuno fácil y rápido!

Tiempo de preparación: 2 minutos
Tiempo de cocción: 5 minutos.
Porciones: 1

Ingredientes:

- 1 rebanada de tocino inglés
- 1 huevo
- 1 rebanada de pan
- Sal
- Pimienta
- Manteca

Direcciones:

1. Encienda la Air Fryer y precaliéntela hasta 400oF grados.
2. Ponga tocino en una rebanada de pan.
3. El otro lado del pan se cubre con mantequilla.
4. Ponle huevo al tocino.
5. Agregue sal, pimienta y ponga el sándwich en la Air Fryer.
6. Tardará entre 3 y 5 minutos en hornear un huevo con tocino y pan.
8. Sirva el sándwich en un plato plano con hojas romanas.

Nutrición:

- Calorías: 320
- Grasas: 13g
- Hidratos de Carbono: 33g
- Proteína: 17g

Soufflé de desayuno

Soufflé, uno de los platos de desayuno favoritos en Francia, disfrute del estilo de vida francés y haga que su mañana sepa a paraíso.

Tiempo de preparación: 2 minutos
Tiempo de cocción: 10 minutos.
Porciones: 4

Ingredientes:

4 cucharadas de crema

Perejil

4 huevos

Chile

Direcciones:

1. Pica el chile y mézclalo con el perejil.
2. Combine los huevos con la crema en un recipiente aparte.
3. Agrega especias a la mezcla. Use la batidora para hacer el soufflé futuro más ligero.
4. Prepare la freidora de aire: precaliéntela hasta 400 ° F
5. Ponga la mezcla en la freidora de aire caliente y hornee por 8 minutos.
6. ¡Soufflé está listo! Sírvelo en tazas y cúbrelo con queso y frutos rojos.

Nutrición:

- Calorías: 385
- Grasas: 20g
- Hidratos de Carbono: 37g
- Proteína: 19g

Pastel Brie con Tomates

French Cheese in Air Fryer cubierto con tomates asados llenos de vitaminas: ¿qué puede ser más satisfactorio?

Tiempo de preparación: 20 minutos.
Tiempo de cocción: 45 minutos.
Porciones: 7

Ingredientes:

- 2 pintas de tomates rojos
- Glaseado balsámico
- Aceite de oliva
- 1 cucharada de albahaca
- 1 cucharadita de vinagre balsámico
- ciabatta
- Sal
- Pimienta
- ½ cucharadita de hierbas italianas
- 1 cucharada de perejil
- Queso Brie de rueda pequeña

Direcciones:

1. Encienda Air Fryer y precaliente hasta 225oF.
2. Lavar y cortar los tomates. Cúbrelos con aceite de oliva, pimienta y vinagre balsámico con sal.
3. Coloque los tomates en la Air Fryer y cocine durante 45 minutos.
4. Cubra la rueda de Brie con aceite de oliva y colóquela en la Air Fryer durante 15 minutos.
5. Coloque la chapata en el plato vacío y cúbrala con la mitad de los tomates. Ponga encima el queso brie cocido y coloque otros tomates sobre el queso. ¡Voila!

Nutrición:

- Calorías: 312
- Grasas: 2g
- Hidratos de Carbono: 43g
- Proteína: 7g

Bizcochos de mantequilla

¡Pruebe este recibo rápido y fácil! Puede servir galletas con lo que quiera (queso o mantequilla, yogur o mermelada), ¡siempre serán diferentes y muy deliciosas!

Tiempo de preparación: 15 minutos
Tiempo de cocción: 25 minutos.
Porciones: 3

Ingredientes:

- 2 tazas de harina
- Sal
- 1 cucharadita de azucar
- ½ cucharadita de polvo
- ¾ taza de suero de leche
- Cariño
- Manteca
- 4 cucharadas de mantequilla
- ¼ de cucharadita de refresco

Direcciones:

1. Encienda la Air Fryer y precaliente a 400oF.
2. Prepare un tazón aparte y mezcle la harina con el polvo, la soda y el azúcar con sal.
3. Agregue mantequilla a la mezcla y mezcle una vez más.
4. Agregue suero de leche a la mezcla y forme una masa.
5. Coloca un poco de harina sobre la mesa y haz un lugar especial para formar 8 bizcochos de la masa.
6. Colóquelos en la Air Fryer y cocine por 10 minutos.
7. ¡Cubrir con miel y servir!

Nutrición:

- Calorías: 103
- Grasas: 5g
- Hidratos de Carbono: 14g
- Proteína: 17g

Galletas de zanahoria

¡Este aperitivo hará que cualquier día sea más alegre!

Tiempo de preparación: 10 minutos.

Tiempo de cocción: 15 minutos.

Porciones: 8

Ingredientes:

6 zanahorias

Sal

Pimienta

Huevo

1 cucharada de tomillo

1.23 oz de avena

1 cucharada de perejil

1 cucharadita de polvo

Direcciones:

1. Encienda Air Fryer y precaliente hasta 360oF.

2. Prepare un recipiente aparte con agua caliente y hierva las zanahorias.

3. Machacar las zanahorias hervidas en un plato aparte y añadir sal con pimienta, avena, perejil y huevo en polvo.

4. Agregue tomillo a la mezcla y haga formas de galleta.

5. Colóquelos en la Air Fryer y cocine durante 15 minutos.

6. Sirva con salsa picante.

Nutrición:

- Calorías: 300
- Grasas: 15g
- Hidratos de Carbono: 38g
- Proteína: 3g

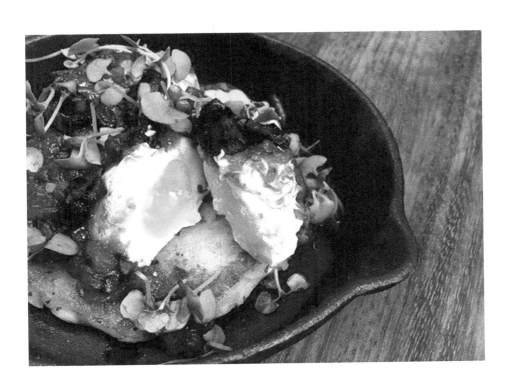

Croquetas de tocino y queso cheddar

¡Bolas de queso calientes y deliciosas con migas y tocino serán un plato perfecto tanto para la mesa de celebración como para el almuerzo ordinario!

Tiempo de preparación: 30 minutos.
Tiempo de cocción: 10 minutos.
Porciones: 3

Ingredientes:

- ½ bloque de queso cheddar
- ¼ de cucharadita de sal
- ½ tocino
- 1/8 taza de aceite de oliva
- Huevo
- ½ taza de harina
- ½ taza de pan rallado

Direcciones:

1. Saque el tocino de la nevera y déjelo reposar durante 30 minutos.

2. Corte el queso cheddar en rodajas iguales y envuelva las rodajas de tocino alrededor de cada rodaja de queso cheddar.

3. Encienda Air Fryer y precaliente hasta 390oF.

4. Hacer una marinada de aceite de oliva, sal.

5. Prepare otro plato con pan rallado y huevos con harina.

6. Primero, coloque cada pieza de queso cheddar en la marinada de aceite. Cubra el queso cheddar con los huevos batidos.

7. Cocine el queso Air Fryer durante 10 minutos.

8. Sirva con salsa ligera de frutos rojos.

Nutrición:

- Calorías: 120
- Grasas: 7g
- Hidratos de Carbono: 10g
- Proteína: 3g

biscochos de queso cheddar

¡Las galletas de queso ligeras y deliciosas para todos los días pueden empoderarte y llenarte de emociones positivas!

Tiempo de preparación: 10 minutos
Tiempo de cocción: 25 minutos.
Porciones: 8

Ingredientes:

- 1 cucharada de mantequilla
- 3 tazas de harina
- ½ taza de mantequilla
- 1 1/3 tazas de suero de leche
- 2 cucharadas de azúcar
- ½ taza de queso cheddar

Direcciones:

1. Ponga papel pergamino en la placa para hornear.

2. Haga una mezcla de azúcar y harina, agregue un poco de mantequilla a la mezcla. Agrega un poco de queso y suero de leche. Combine bien los ingredientes.

3. Haga 8 bolas separadas. Cúbrelos con harina.

4. Encienda Air Fryer y precaliente hasta 380oF.

5. Freír las galletas durante 30 minutos. Pon un poco más de queso en las galletas en los últimos 5 minutos.

6. Sirva con el almíbar de cereza.

Nutrición:

- Calorías: 110
- Grasas: 5g
- Hidratos de Carbono: 12g
- Proteína: 2g

Queso sobre tostadas suaves

Pan tierno con delicioso queso fundido: ¡algo especial para un día especial!

Tiempo de preparación: 10 minutos
Tiempo de cocción: 15 minutos.
Porciones: 4

Ingredientes:

- 6.2 oz de leche
- 1 cucharadita de levadura
- 2 cucharadas de leche condensada
- 8,8 oz de harina
- 1,4 oz de mantequilla
- 0.42 oz de leche en polvo
- Sal
- Azúcar
- Hierbas
- ½ taza de queso cheddar

Direcciones:

1. Encienda la Air Fryer y precaliente a 340oF.

2. Mezcle la levadura con mantequilla y leche.

3. Agregue el polvo y el azúcar con 1 1/2 cucharadita de sal y harina. Haz una masa. Forme una hogaza de la masa.

4. Hornee el pan en Air Fryer durante 30 minutos.

5. Tome 2 rebanadas de pan horneado y cúbralas con rebanadas de queso y hierbas.

6. Hornee rebanadas de pan durante 7 minutos en Air Fryer.

7. ¡Sirve con miel!

Nutrición:

- Calorías: 60
- Grasas: 1g
- Hidratos de Carbono: 7g
- Proteína: 12g

Sándwiches de queso

¡Un sándwich de queso a la parrilla ligero y delicioso es un plato rápido y satisfactorio para un almuerzo!

Tiempo de preparación: 10 minutos.

Tiempo de cocción: 10 minutos.

Porciones: 1

Ingredientes:

- 2 cucharaditas de mantequilla
- 1 cucharada de queso parmesano
- 2 rebanadas de pan
- ¾ taza de queso cheddar
- 2 cebolletas

Direcciones:

1. Coge una rebanada de pan y cúbrela con la mantequilla.
2. Encienda Air Fryer y precaliente hasta 360oF.
3. Cubra una rebanada de pan con mantequilla y agregue Cheddar con cebolletas.
4. Ponga mantequilla en la otra rebanada de pan y cúbrala con el parmesano.
5. Haz un sándwich con estas dos rebanadas de pan.
6. Coloque el sándwich en la Air Fryer y cocine durante 10 minutos.
8. Sirve con salsa de frutos rojos.

Nutrición:

- Calorías: 469
- Grasas: 30g
- Hidratos de Carbono: 41g
- Proteína: 13g

Pajitas de queso con ají picante

¡Este recibo le permitirá probar algo más satisfactorio y saludable!

Tiempo de preparación: 10 minutos.

Tiempo de cocción: 10 minutos.

Porciones: 1

Ingredientes:

- 1 taza de harina
- Pizca de chile en polvo
- Huevo
- 1 taza de queso
- ½ taza de mantequilla

Direcciones:

. Prepare un plato aparte con la sal, el chile y la harina mezclados.

. Encienda la Air Fryer y precaliente hasta 380oF.

. Combine la harina con la mantequilla y el queso.

. Hacer una masa con la mezcla y agregar un huevo.

. Haga pequeños rollos de la masa y hornee en Air Fryer durante 10 minutos.

. Sirve con salsa de frutos rojos.

Nutrición:

Calorías: 839

Grasas: 14g

Hidratos de Carbono: 81g

Proteínas: 99g

Sándwich de pollo

Carne blanda en tostadas crujientes con salsa cremosa y hierbas frescas: ¡eso es lo que te alegrará recibir esta mañana!

Tiempo de preparación: 10 minutos.
Tiempo de cocción: 30 minutos.
Porciones: 4

Ingredientes:

- 2 pechugas de pollo
- Sal
- Pimienta
- 1 limón
- Menta fresca
- 4 dientes de ajo
- 1 cucharada de albahaca
- Aceite de oliva
- 2 cucharadas de orégano
- Brochetas
- Pan para bocadillos

Direcciones:

1. Corta el pollo en rodajas.
2. Haga una marinada para la carne en un recipiente aparte: mezcle el jugo de limón, el ajo, la albahaca, el orégano, la sal y la pimienta con aceite de oliva.
3. Ponga las rodajas de pollo en la marinada y déjelas reposar durante 20 minutos.
4. Encienda Air Fryer y precaliente a 365oF.
5. Corta un pan pequeño para sándwiches en dos mitades.
6. Coloque el pan en la Air Fryer y cocine durante 15 minutos.
7. Deje el pan a un lado y coloque el pollo en la Air Fryer durante 15 minutos.
8. Coloque las rodajas de pollo en las brochetas y póngalas en el pan. ¡Cubra con salsa cremosa, menta fresca y sirva!

Nutrición:

- Calorías: 320
- Grasas: 2g
- Hidratos de Carbono: 19g
- Proteína: 30g

Pan de cinco quesos

Queso fundido y tierno con pan y hierbas, ¡algo especial para ti esta mañana!

Tiempo de preparación: 15 minutos.

Tiempo de cocción: 5 minutos.

Porciones: 2

Ingredientes:

- 1 hogaza de pan
- Sal
- Pimienta
- 3,5 oz de mantequilla
- 2 cucharaditas de cebollino
- 2 cucharaditas de ajo
- 1,1 oz de queso Edam
- 1,1 oz de queso cheddar
- 1,1 oz de queso mozzarella
- 1,1 oz de queso de cabra
- 1,1 oz de queso blando

Direcciones:

1. Preparar una sartén con aceite caliente y sofreír las cebolletas con sal, pimienta y ajo durante 3 minutos.
2. Haga un todo en la hogaza de pan.
3. Haga una mezcla de queso en el otro tazón.
4. Rellena los huecos de pan con mantequilla y queso.
5. Encienda la Air Fryer y precaliéntela a 400oF.
6. Coloque el pan en la Air Fryer durante 5 minutos.
7. Sírvelo con salsa de frutos rojos.

Nutrición:

- Calorías: 393
- Grasas: 16g
- Hidratos de Carbono: 47g
- Proteína: 16g

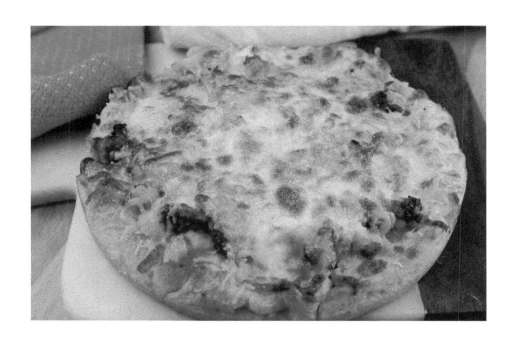

Tostadas francesas para el desayuno

¡Un buen desayuno debe ser saludable y dulce! ¡Prueba este recibo y descubrirás lo deliciosas que pueden ser las tostadas!

Tiempo de preparación: 10 minutos
Tiempo de cocción: 10 minutos.
Porciones: 1

Ingredientes:

- 2 huevos
- miel de maple
- 4 rebanadas de pan
- Sal
- 1 taza de nuez moscada
- 1 taza de canela
- 2 cucharadas de mantequilla
- 1 taza de clavo

Direcciones:

1. Batir los huevos en un bol y mezclar con canela, nuez moscada y clavo.
2. Encienda la Air Fryer y precaliente a 340oF.
3. Corta rebanadas de pan en rodajas más pequeñas.
4. Coloque cada rebanada de pan en la mezcla de huevo.
5. Coloque las rebanadas de pan en la Air Fryer y cocine durante 5 minutos.
6. Las galletas están listas cuando se vuelven doradas.
7. ¡Sirva con bayas frescas y sirope de arce!

Nutrición:

- Calorías: 95
- Grasas: 4g
- Hidratos de Carbono: 7g
- Proteína: 4g

Frittata

La comida sana puede ser extremadamente deliciosa, ¡solo prueba esta frattata!

Tiempo de preparación: 5 minutos
Tiempo de cocción: 10 minutos.
Porciones: 1

Ingredientes:

- ½ de salchicha
- Perejil
- Sal
- Pimienta
- 4 tomates cherry
- 3 huevos
- 1 cucharada de aceite de oliva
- parmesano
- 1 rebanada de pan

Direcciones:

1. Encienda la Air Fryer y precaliéntela hasta 360oF.
2. Picar tomates, salchichas y perejil.
3. Coloque los tomates y las salchichas en la Air Fryer durante 5 minutos.
4. Mezcle los tomates horneados, las salchichas, los huevos, el parmesano, la sal, la pimienta, el aceite de oliva y el perejil en el otro tazón.
5. Coloque una rebanada de pan en la Air Fryer (por separado) durante unos minutos. Después lo retiramos y lo ponemos en el otro plato.
6. Ponga la mezcla en la Air Fryer y espere 5 minutos más.
7. Coloque la frittata sobre el pan horneado y agregue un poco de parmesano por encima.

Nutrición:

- Calorías: 491
- Grasas: 33g
- Hidratos de Carbono: 11g
- Proteína: 35g

Rollos de salchicha de manzana

¿Alguna vez has visto manzana en Hot Dog? ¡Agrega más vitaminas a la ración!

Tiempo de preparación: 10 minutos.

Tiempo de cocción: 15 minutos.

Porciones: 1

Ingredientes:

- 17.6 oz de carne de cerdo
- 3 hojas de hojaldre
- Cebolla
- manzana
- 1 cucharadita de tomillo
- 1 taza de queso
- Huevo
- Sal
- Pimienta

Direcciones:

1. Haga una carne picada de cerdo.
2. Encienda la Air Fryer y precaliente a 340oF.
3. Picar la cebolla y cortar la manzana en cubos.
4. Haga una mezcla de carne picada de cerdo con manzana y cebolla. Agrega sal, pimienta, tomillo y queso.
5. Enrolle el oporto picado en la masa.
6. Cubrir los panecillos con el huevo batido.
7. Coloque los rollos en la Air Fryer y cocine por 20 minutos.
8. Sirve con salsa de queso.

Nutrición:

- Calorías: 322
- Grasas: 18g
- Hidratos de Carbono: 26g
- Proteína: 13g

Croqueta de plátano

El almuerzo dulce puede ser saludable y lleno de vitaminas, ¡solo prueba este recibo de plátano!

Tiempo de preparación: 10 minutos.

Tiempo de cocción: 25 minutos.

Porciones: 1

Ingredientes:

- 2 tazas de plátano (en cubos)
- 2 ½ cucharadas de semillas de sésamo
- 3 cebollas
- 3 huevos
- 5 chiles
- 3 cucharadas de pimiento
- 1 ½ cucharada de pasta de jengibre
- 3 cucharadas de crema
- 1 ½ pasta de ajo
- 4 cucharadas de cilantro
- Sal
- 2 cucharaditas de masala

- 3 cucharaditas de jugo de limón
- Migas de pan

Direcciones:

1. Encienda la Air Fryer y precaliente a 340oF.
2. Corta cebollas.
3. Mezcle las cebollas con las pastas, el cilantro picado, el jugo de limón, la masala, la crema, el pimiento, los chiles picados y las semillas.
4. Cubre los plátanos con esta mezcla.
5. Prepare un plato con huevos batidos y mézclelos con pan rallado.
6. Ponga huevos con migas sobre los plátanos.
7. Coloque los plátanos en la Air Fryer y cocine durante 25 minutos.
8. Sirve con miel.

Nutrición:

- Calorías: 166
- Grasas: 6g
- Hidratos de Carbono: 24g
- Proteína: 3g

Tostadas de Pollo BBQ

¡Prueba un nuevo formato de tostadas! ¡Más vitaminas, más olor y menos calorías!

Tiempo de preparación: 10 minutos.

Tiempo de cocción: 10 minutos.

Porciones: 4

Ingredientes:

- 8 conchas de tostada
- 3 cebollas
- 3 tazas de pollo desmenuzado
- 2 tazas de queso rallado
- 1 ½ taza de salsa barbacoa

Direcciones:

1. Encienda la Air Fryer y precaliente a 350oF.
2. Haz una mezcla de pollo con salsa barbacoa.
3. Coloque las tostadas en el papel de aluminio y cúbralas con la mezcla de pollo.
4. Ponle queso a las tostadas.

5. Cocina las tostadas en Air Fryer durante 6 minutos.

6. Retirar y agregar la salsa barbacoa izquierda. ¡Sirve con hierbas frescas!

Nutrición:

- Calorías: 720
- Grasas: 44g
- Hidratos de Carbono: 65g
- Proteína: 36g

Ensalada de pan

Ensalada con verduras frescas y migas crujientes: ¡algo para que tu día sea perfecto!

Tiempo de preparación: 10 minutos.
Tiempo de cocción: 5 minutos.
Porciones: 1

Ingredientes:

- 3 rebanadas de pan
- 2 cucharadas de menta
- ½ lechuga
- 2 cucharadas de perejil
- 1 tomate
- ½ cebolla
- 1 pepino
- ¼ de taza de jugo de limón
- 1 cucharadita de especias de zumaque
- ¼ taza de aceite de oliva
- Pimienta
- Sal

Direcciones:

1. Encienda la Air Fryer y precaliente a 400oF.
2. Corte las rebanadas de pan en cubos y colóquelas en la Air Fryer durante 7 minutos.
3. Corta todas las verduras y mézclalas en el plato de servir.
4. Cubrir con jugo de limón, aceite de oliva y sal con pimienta.
5. Agregue migas a las verduras y mezcle bien.
6. Sirve con queso parmesano.

Nutrición:

- Calorías: 150
- Grasas: 13g
- Hidratos de Carbono: 8g
- Proteína: 2g

Bocaditos de pasta de pollo Buffalo

¡Pasta satisfactoria y deliciosa con carne y queso en Air Fryer! ¡Los recibos complicados son fáciles de cocinar!

Tiempo de preparación: 10 minutos.

Tiempo de cocción: 20 minutos.

Porciones: 6

Ingredientes:

- 2 tazas de pasta penne
- Cebolla
- 1 paquete de queso crema
- ½ taza de queso cheddar rallado
- ¾ taza de aderezo ranch
- 2 tazas de pollo
- 1/3 taza de salsa picante

Direcciones:

1. Encienda Air Fryer y precaliente hasta 375oF.
2. Hervir la pasta durante 9 minutos. Agregue sal al agua en medio de la ebullición.
3. Haga una mezcla de queso crema con salsa ranch y salsa picante.
4. Corte el pollo en rodajas y colóquelo en Air Fryer durante 15 minutos.
5. Agregue pollo cocido a la salsa. Mezclar todo junto con la mozzarella y la pasta cocida.
6. Ponga otros dos quesos encima de la mezcla y colóquelos en la Air Fryer durante 20 minutos.
7. Sirva con hierbas frescas.

Nutrición:

- Calorías: 290
- Grasas: 13g
- Hidratos de Carbono: 23g
- Proteína: 20g

Repollo con Salsa de Pavo

Fresco y lleno de vitaminas: ¡eso es lo que es el almuerzo perfecto!

Tiempo de preparación: 10 minutos
Tiempo de cocción: 10 minutos.
Porciones: 2

Ingredientes:

- 1 salchicha
- Sal
- Pimienta
- Cebolla
- Aceite de oliva
- Repollo
- 2 cucharaditas de mostaza de Dijon
- 3 dientes de ajo
- 2 cucharaditas de vinagre
- 2 cucharaditas de azúcar

Direcciones:

1. Encienda la Air Fryer y precaliente a 350oF.
2. Picar cebollas y repollo. Corta la salchicha en rodajas.
3. Coloque las salchichas, las cebollas y el repollo en la Air Fryer y cocine durante 7 minutos.
4. Haz una mezcla de ajo con azúcar, mostaza y vinagre con aceite de oliva. Añadir sal y pimienta al gusto.
5. Ponga la salsa en la Air Fryer y cocine por 3 minutos más.
6. Sirva con hierbas.

Nutrición:

- Calorías: 279
- Grasas: 2g
- Hidratos de Carbono: 37g
- Proteínas: 31g

Gnocchis de coliflor

¿Alguna vez has oído hablar de los gnocchies? Imagínese este pan suave y crujiente con coliflor, ¡parece ser el almuerzo perfecto!

Tiempo de preparación: 10 minutos.

Tiempo de cocción: 20 minutos.

Porciones: 1

Ingredientes:

- 2 cucharaditas de vinagre
- 1 ½ taza de harina
- 2 cucharaditas de salsa de soja
- Sal
- Agua
- 2 cucharaditas de pasta de ajo y jengibre
- 2 tazas de coliflores ralladas

Direcciones:

1. Encienda la Air Fryer y precaliente a 400oF.
2. Haz una mezcla de harina, agua y aceite. Dejar reposar 10 minutos.
3. Mezclar la pasta, la salsa de soja, el vinagre y cubrir las coliflores.
4. Haz círculos con la masa.
5. Ponga la mezcla de coliflor en el centro y enrolle la masa.
6. Coloque la masa en la Air Fryer y cocine durante 20 minutos.
7. Sirve con mayonesa.

Nutrición:

- Calorías: 340
- Grasas: 15g
- Hidratos de Carbono: 40g
- Proteína: 13g

Calzone de Queso con Pavo

¡El perejil ligero con queso cremoso y carne tierna adentro hará que cualquier cena sea mejor!

Tiempo de preparación: 10 minutos
Tiempo de cocción: 10 minutos.
Porciones: 4

Ingredientes:

masa para pizza

Sal

Pimienta

Pavo sobrante

1 cucharadita de tomillo

3,5 oz de queso cheddar

1 cucharadita de albahaca

0,88 oz de queso mozzarella

1 cucharadita de orégano

0,88 oz de tocino

1 cucharada de puré de tomate

Huevo

Direcciones:

1. Encienda Air Fryer y precaliente hasta 360oF.
2. Enrolle la masa de pizza. Haga una mezcla de puré de tomate con condimentos. Viértelo sobre la masa.
3. Cubra la pizza con el pavo picado, corte el tocino y el queso.
4. Cubre esta mezcla con el huevo y cierra la masa para enrollarla.
5. Coloque la pizza en la Air Fryer y cocine durante 10 minutos.
6. Sirve con salsa picante.

Nutrición:

- Calorías: 644
- Grasas: 20g
- Hidratos de Carbono: 80g
- Proteínas: 37g

Tronco de queso Filo

Este pastel es tan especial y tan fácil de cocinar, ¡solo pruébalo y no te decepcionará!

Tiempo de preparación: 15 minutos.

Tiempo de cocción: 30 minutos.

Porciones: 5

Ingredientes:

- 1 manojo de remolacha plateada
- 8 hojas de hojaldre
- 5.3 oz de queso Philadelphia
- 2 huevos
- 1 cucharadita de cebolla en polvo
- 1 taza de queso
- Sal
- Pimienta
- 1 cucharadita de ajo en polvo

Direcciones:

1. Encienda la Air Fryer y precaliente a 340oF.
2. Hervir la remolacha plateada.
3. Cortar la masa en cuadrados.
4. Agrega sal, pimienta, polvos, queso y Philadelphia con huevos batidos a la remolacha plateada.
5. Coloque la masa en la mesa y agregue la mezcla hervida. Cubrir con una capa más de masa. Agregue la mezcla una vez más.
6. Enrolle la masa y colóquela en la Air Fryer.
7. Cocine el rollo durante 30 minutos.
8. Sirve con salsa de frutos rojos.

Nutrición:

- Calorías: 100
- Grasas: 8g
- Hidratos de Carbono: 1g
- Proteína: 5g

Tater Tots de queso

Coliflor cubierta con queso derretido, ¿suena genial? ¡Sabe aún mejor!

Tiempo de preparación: 10 minutos.

Tiempo de cocción: 40 minutos.

Porciones: 12

Ingredientes:

- 2.2 libras de coliflor
- Sal
- Pimienta
- 5.1 oz de queso cheddar
- 1 cucharadita de orégano
- 3.5 oz de migas
- 1 cucharadita de cebollino
- 0.53 oz de coco
- 1 cucharadita de perejil
- 0.51 onzas líquidas de avena
- 1 cucharadita de puré de ajo
- Huevo
- Cebolla

Direcciones:

1. Encienda Air Fryer y precaliente hasta 360oF.
2. Picar la coliflor y hervir durante 20 minutos.
3. Mezclar la avena con el coco y hacer migas.
4. Prepare el huevo batido en un plato aparte.
5. Licúa la coliflor con el condimento.
6. Haz una mezcla de cebolla picada y queso cortado.
7. Cubra la coliflor y colóquela en la freidora durante 15 minutos.
9. Sirve con la mayonesa.

Nutrición:

- Calorías: 290
- Grasas: 12g
- Hidratos de Carbono: 27g
- Proteína: 2g

Mejillones con chile y albahaca

Deliciosos mejillones con jugo de lima y albahaca: ¡es difícil imaginar un almuerzo más saludable!

Tiempo de preparación: 10 minutos.

Tiempo de cocción: 10 minutos.

Porciones: 2

Ingredientes:

- Aceite de oliva
- 2 cucharadas de chalota
- ½ cucharadita de hojuelas de pimienta
- 17.6 oz de mejillones frescos
- ½ taza de vino blanco
- ¼ de cucharadita de pimienta
- 2 cucharadas de albahaca
- Pan de grano crujiente
- 2 cucharadas de tomate picado

Direcciones:

1. Encienda la Air Fryer y precaliente a 400oF.
2. Combine el ajo, las hojuelas de chile y la chalota con aceite de oliva en la Air Fryer y cocine durante 5 minutos.
3. En el otro plato vierta el vino blanco sobre los mejillones y agregue un poco de pimienta.
4. Agregue los mejillones a la Air Fryer. Cocine por 5 minutos más.
5. Agregue los tomates y la albahaca fresca a la Air Fryer y cocine por otros 2 minutos.
6. Sirve en un plato plano con lima.

Nutrición:

- Calorías: 173
- Grasas: 7g
- Hidratos de Carbono: 7g
- Proteína: 17g

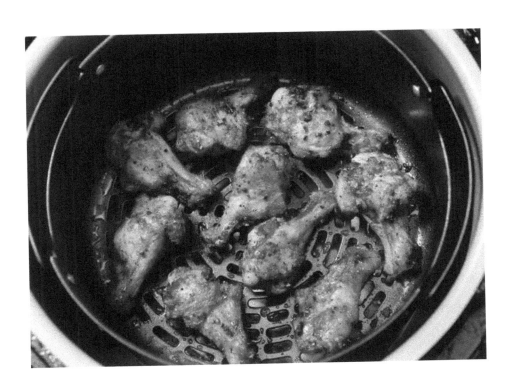

Fajitas de pollo

Pollo crujiente en salsa de queso con verduras: ¡así es como se ve una cena saludable!

Tiempo de preparación: 10 minutos.
Tiempo de cocción: 15 minutos.
Porciones: 4

Ingredientes:

- 1 cucharadita de ajo en polvo
- 5 tortillas de harina
- 1 cebolla
- pimiento rojo
- Pimiento verde
- ½ cucharadita de chile en polvo
- ¼ de cucharadita de comino
- 1 libra de pechugas de pollo
- Sal
- Pimienta
- ¼ de cucharadita de cilantro
- ½ taza de queso cheddar
- ½ taza de crema

- 1 taza de salsa
- 1 taza de lechuga

Direcciones:

1. Encienda la Air Fryer y precaliente a 400oF.
2. Haga una mezcla de ajo en polvo, cebolla, pimiento, sal, cilantro, comino y chile en polvo.
3. Agregue jugo de limón a la mezcla y licue.
4. Ponga el pollo en la marinada y déjelo reposar durante 10 minutos.
5. Cortar la cebolla y los pimientos.
7. Agregue pimientos y cebollas al pollo.
8. Cocine el pollo con verduras durante 8 minutos en Air Fryer.
9. Cambie la temperatura a 360oF. Hornea las tortillas por 3 minutos más.
7. Sirva el pollo con tortillas con crema agria y queso.

Nutrición:

- Calorías: 661
- Grasas: 31g
- Hidratos de Carbono: 48g
- Proteínas: 44g

Pedazos de pollo

Mantequilla derretida dentro del filete de pollo y cubierta de queso con migas: ¡este plato puede ser el complemento perfecto para su almuerzo!

Tiempo de preparación: 10 minutos.
Tiempo de cocción: 20 minutos.
Porciones: 2

Ingredientes:

- 1 pechuga de pollo
- Migas
- Sal
- Pimienta
- 4 lonchas de queso
- 1 cucharadita de ajo
- Huevo
- 1 cucharadita de perejil

Direcciones:

- Encienda Air Fryer y precaliente hasta 390oF.
- Haz una mezcla de ajo, queso y perejil.
- Corta la pechuga de pollo a la mitad.
- Prepare un plato y mezcle las migas, la sal, la pimienta y el perejil.
- Coloque el pollo en la marinada de ajo y queso, luego póngalo en la mezcla de migas y hornee en Air Fryer durante 20 minutos.
- Sirve con salsa de frutos rojos.

Nutrición:

Calorías: 395

Grasas: 27g

Hidratos de Carbono: 9g

Proteína: 28g

Pollo en jugo de piña

Filete de pollo dulce y tierno en jugo de piña con jengibre: ¡este almuerzo coreano es saludable y bajo en calorías!

Tiempo de preparación: 15 minutos
Tiempo de cocción: 15 minutos.
Porciones: 4

Ingredientes:

- 2.2 libras de filete de pollo
- ½ taza de jugo de piña
- 4 dientes de ajo
- 4 cebolletas
- Pimienta
- 2 cucharaditas de semillas de sésamo
- 1 cucharada de jengibre
- ¼ taza de aceite de oliva
- ½ taza de salsa de soja

Direcciones:

1. Hacer una marinada de ajo con aceite de oliva, jugo de piña, cebolletas y jengibre con semillas de sésamo y pimienta.
2. Encienda la Air Fryer y precaliéntela a 390oF.
3. Corta el pollo en rodajas.
4. Poner el pollo en la marinada y dejar reposar unos minutos.
5. Cocine la carne de pollo en la Air Fryer durante 10 minutos.
6. Sirve con salsa César cremosa.

Nutrición:

- Calorías: 219
- Grasas: 2g
- Hidratos de Carbono: 13g
- Proteína: 35g

Pastel de Pollo con Verduras

¡No te llevará mucho tiempo cocinar esta deliciosa y satisfactoria tarta!

Tiempo de preparación: 20 minutos.
Tiempo de cocción: 30 minutos.
Porciones: 4

Ingredientes:
- Pechuga de pollo
- Huevo
- 2 zanahorias
- 1 cucharadita de mostaza en polvo
- Puerro
- 1 cucharadita de tomillo
- Brócoli
- 3,5 oz de mantequilla
- Coliflor
- 8 oz de harina
- Aceite de oliva
- Cebolla
- Tapa de tarta

- 1 cucharadita de yogur griego
- 16.9 onzas líquidas de salsa Alfredo
- Sal
- Pimienta
- 2 cucharadas de estragón
- 1 cucharadita de hierbas

Direcciones:

1. Encienda la Air Fryer y precaliente a 340oF.
2. Prepare un recipiente aparte con el agua hirviendo y cocine todas las verduras.
3. Agregue la mantequilla y la tapa del pastel a la harina y cubra con condimento. Haz una masa.
4. Preparar una sartén con aceite de oliva y sofreír el pollo con la cebolla picada.
5. Agregue salsa Alfredo al pollo frito.
6. Agregue yogur griego a las verduras y mezcle bien.
7. Combine el pollo con verduras.

8. Coloca el relleno de tarta sobre la masa y cúbrelo con el huevo batido.

9. Ponga la masa en la Air Fryer y cocine por 25 minutos.

10. Sirve con la salsa de queso.

Nutrición:

- Calorías: 401
- Grasas: 24g
- Hidratos de Carbono: 35g
- Proteína: 12g

Estrellas de garbanzo

Hierbas naturales con deliciosos garbanzos en Air Fryer: ¡este almuerzo te dará energía y te dejará satisfecho!

Tiempo de preparación: 10 minutos.

Tiempo de cocción: 15 minutos.

Porciones: 2

Ingredientes:

1 taza de garbanzos

Aceite de oliva

1 cucharadita de pasta de ajo y jengibre

½ cucharadita de comino en polvo

4 cucharadas de hojas de cilantro

½ cucharadita de cilantro en polvo

2 chiles verdes

2 cebollas

4 cucharadas de cuajada espesa

4 cucharadas de semillas de sésamo tostadas

Sal

Pimienta

- 1 cucharadita de menta

Direcciones:

1. Encienda la Air Fryer y precaliente a 400oF.
2. Prepare un bol con el agua y la sal. Hervir los garbanzos durante 25 minutos.
3. Haz una mezcla de pasta de jengibre, cilantro, sal con pimienta y polvos con chile.
4. Pica la cebolla y agrégala a la mezcla.
5. Vierta salsa sobre los garbanzos y tritúrelos.
6. Cortar esta mezcla sobre galletas en forma de estrella y cubrir con hojas de menta. Agrega cuajada encima.
7. Coloque las estrellas en la Air Fryer y cocine durante 30 minutos.
8. Sirve con salsa picante.

Nutrición:

- Calorías: 201
- Grasas: 10g
- Hidratos de Carbono: 21g
- Proteína: 7g

Cuencos de pan de Cornualles

Carne deliciosa dentro de la barra de pan: ¡este almuerzo sabroso y saludable lo hará sentir satisfecho durante mucho tiempo!

Tiempo de preparación: 5 minutos.

Tiempo de cocción: 25 minutos.

Porciones: 4

Ingredientes:

- Relleno de hojaldre de Cornualles
- Aceite de oliva
- 1.8 oz de queso cheddar
- Junquillo

Direcciones:

1. Freír el relleno de hojaldre durante varios minutos para calentarlo.
2. Encienda la Air Fryer y precaliente a 350oF.
3. Cortar la baguette y sacar el relleno. Coloque el relleno de hojaldre calentado en la barra de pan.
4. Cubra la baguette con aceite de oliva.
5. Ponle queso cheddar encima.

6. Coloque la baguette en la Air Fryer y cocine durante 25 minutos.

7. Sirva con hojas frescas de albahaca.

Nutrición:

- Calorías: 105
- Grasas: 6g
- Hidratos de Carbono: 11g
- Proteína: 2g

Momos de requesón

¡Pan crujiente en queso fundido en tu plato! ¡Un almuerzo realmente saludable es fácil de cocinar!

Tiempo de preparación: 15 minutos.

Tiempo de cocción: 20 minutos.

Porciones: 1

Ingredientes:

- 1 ½ taza de harina
- Sal
- Agua
- 2 cucharaditas de vinagre
- 2 cucharadas de aceite de oliva
- 2 tazas de requesón
- 2 cucharaditas de salsa de soja
- 2 cucharaditas de pasta de jengibre y ajo
- Tomates en rodajas

Direcciones:

1. Haz una mezcla de queso con rodajas de tomates.
2. Hacer una masa de harina con agua y sal.
3. Precaliente la freidora de aire hasta 400oF.
4. Mezclar todos los demás ingredientes y cubrir con queso.
5. Haga rollos de la masa y colóquelos en el queso. Cubrir con una raya de masa.
6. Coloque en la Air Fryer y cocine durante 20 minutos.
7. Sirve con hojas de albahaca.

Nutrición:

- Calorías: 293
- Grasas: 13g
- Hidratos de Carbono: 35g
- Proteína: 16g

Empanadas de requesón

¡Más queso significa más energía! ¡Más energía significa más éxito!
¡Haga que su día sea un éxito!

Tiempo de preparación: 10 minutos
Tiempo de cocción: 15 minutos.
Porciones: 1

Ingredientes:

- 1 taza de requesón
- ¼ de cucharadita de comino en polvo
- Sal
- ¼ de cucharadita de chile en polvo
- ¼ de cucharadita de jengibre
- 1 cucharada de cilantro
- 1 chile
- 1 cucharadita de jugo de limón.

Direcciones:

1. Encienda Air Fryer y precaliente hasta 360oF.
2. Haz una mezcla de polvos con cilantro y jengibre. Agrega sal con jugo de limón.
3. Corta el ají en rodajas. Agregue a la mezcla.
4. Vierta la salsa sobre el queso.
5. Haga círculos con la mezcla de queso y colóquelos en la Air Fryer durante 15 minutos.
6. Sirve con salsa de frutos rojos.

Nutrición:

- Calorías: 260
- Grasas: 6g
- Hidratos de Carbono: 26g
- Proteína: 21g

Casa de campo kebab

¡Reemplaza la carne con queso y obtén este kebab perfecto para el almuerzo!

Tiempo de preparación: 10 minutos
Tiempo de cocción: 30 minutos.
Porciones: 1

Ingredientes:

- 2 tazas de requesón
- 3 huevos
- 3 cebollas
- 2 cucharadas de harina
- 5 chiles
- 3 cucharadas de pimiento
- 1 ½ cucharada de pasta de jengibre
- 2 cucharadas de cilantro en polvo
- 1 ½ cucharada de pasta de ajo
- 3 cucharaditas de jugo de limón
- Sal

Direcciones:

1. Pelar y picar las cebollas.
2. Encienda la Air Fryer y precaliente a 290oF.
3. Haz una mezcla de requesón y harina.
4. Haz una mezcla de jugo de limón con polvo y pastas. Agregue el pimiento con los chiles cortados y la cebolla con los huevos. Agregue sal.
5. Cubra el queso con la salsa.
6. Mezclar bien y dejar actuar 20 minutos.
7. Forme kebabs y colóquelos en la Air Fryer y 25 minutos.
8. Sirve con salsa de tomate.

Nutrición:

- Calorías: 620
- Grasas: 16g
- Hidratos de Carbono: 77g
- Proteínas: 38g

Calabacín Relleno de Carne Molida

¡Los calabacines pueden ser una idea perfecta tanto para el almuerzo como para una cena satisfactoria!

Tiempo de preparación: 20 minutos

Tiempo de cocción: 20 minutos.

Porciones: 2

Ingredientes:

- 1 calabacín
- 1,76 oz de queso feta
- 8.8 oz de carne de res
- Pimienta
- Sal
- 1 diente de ajo
- ½ cucharada de pimentón

Direcciones:

1. Lavar el calabacín y cortarlo en seis partes iguales.
2. Deje solo el fondo de cada parte con la cucharadita.
3. Encienda Air Fryer y precaliente hasta 360oF.

4. Haga una mezcla de queso feta, pimentón, sal, ajo, carne de res y pimienta.
5. Rellena todos los calabacines con la mezcla de carne.
6. Hornee los calabacines en la Air Fryer durante 20 minutos.
7. Sirve con salsa cremosa.

Nutrición:

- Calorías: 242
- Grasas: 6g
- Hidratos de Carbono: 27g
- Proteína: 13g

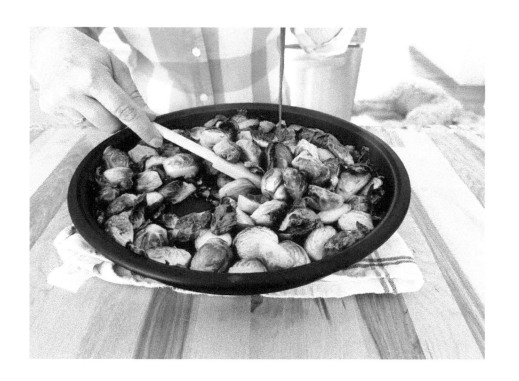

Doner Kebab

Doner Kebab es uno de los platos más populares hoy en día: pruebe Doner de Air Fryer y ¡le encantará aún más!

Tiempo de preparación: 5 minutos.

Tiempo de cocción: 5 minutos.

Porciones: 2

Ingredientes:

- 2 envolturas de tortilla
- Sal
- Pimienta
- 3.5 oz de pechugas de pavo sobrantes
- 1 cucharadita de perejil
- Limón
- 1 cucharadita de especias mixtas
- 1 cucharada de puré de ajo
- 1 cucharadita de pimentón
- 1 cucharada de yogur griego
- 1 cucharadita de orégano

Direcciones:

1. Encienda Air Fryer y precaliente hasta 360oF.
2. Haz migas de avena.
3. Haz una mezcla de limón, condimentos y hierbas.
4. Cortar el pavo en rodajas y cubrir con las migas.
5. Agregue a la mezcla de ingredientes.
7. Enrolle la carne en las envolturas y agregue un poco de yogur.
8. Coloque los kebabs en la Air Fryer y cocine durante 5 minutos.
9. ¡Atender!

Nutrición:

- Calorías: 161
- Grasas: 4g
- Hidratos de Carbono: 20g
- Proteína: 8g

empanadas

¿Siempre con prisa? ¡Prepare empanadas para el desayuno y comience el día de manera deliciosa y saludable!

Tiempo de preparación: 20 minutos
Tiempo de cocción: 20 minutos.
Porciones: 10

Ingredientes:

- 1 cucharada de perejil
- ½ chalota
- 3.5 oz de masa para pizza
- 2.7 oz de chorizo
- 1/8 de pimiento rojo

Direcciones:

1. Picar la chalota.
2. Precaliente la freidora de aire hasta 400oF.
3. Ponga el chorizo, la chalota y el pimiento morrón en la Air Fryer durante varios minutos.
4. Retirar la mezcla y agregar un poco de perejil.

102

5. Recorta 10 círculos de la masa. Pon la mezcla en cada mitad del círculo. Después de "cerrar" el círculo.

6. Coloque las futuras empanadas en la Air Fryer y hornee por 10 minutos.

7. Puede servir empanadas doradas con la salsa y hojas de romero.

Nutrición:

- Calorías: 319
- Grasas: 16g
- Hidratos de Carbono: 34g
- Proteína: 9g

Fishcakes con Limón

Fácil, rápido y delicioso: ¡este almuerzo saludable no te dejará indiferente!

Tiempo de preparación: 30 minutos.

Tiempo de cocción: 15 minutos.

Porciones: 4

Ingredientes:

- 2 patatas
- Sal
- Pimienta
- 3 tazas de pescado blanco
- 1 cucharadita de perejil
- 3 cucharadas de leche
- 1 cucharadita de salvia
- 3 cucharadas de mantequilla
- 3 cucharaditas de harina
- Migas
- Huevo

Direcciones:

Hervir las patatas. Mientras estén listas, tritúralas y reserva.

Encienda la Air Fryer y precaliente a 400oF.

Haz una mezcla de puré de papas con sal, pimienta, perejil, salvia y leche con mantequilla.

Hacer bolitas y cubrirlas con harina.

Prepare dos platos separados con migas y huevos.

Coloque el pescado primero en el huevo, luego en las migas y cocine con bolas de papa en Air Fryer durante 15 minutos.

Sirve con mayonesa.

Nutrición:

Calorías: 340

Grasas: 12g

Hidratos de Carbono: 35g

Proteína: 22g

Pan plano con yogur griego

¡Es hora de probar la cocina nacional georgiana!

Tiempo de preparación: 10 minutos.

Tiempo de cocción: 10 minutos.

Porciones: 1

Ingredientes:

- 1 taza de harina
- Agua
- 3,5 oz de yogur griego
- Sal
- Pimienta

Direcciones:

1. Encienda la Air Fryer y precaliente a 400oF.
2. Mezclar la harina con el agua y enrollar la masa.
3. Dejar reposar 10 minutos y añadir sal con pimienta.
4. Coloque la masa en la Air Fryer y cocine hasta que se dore.
5. ¡Sirve con yogur griego!

Nutrición:

- Calorías: 251
- Grasas: 7g
- Hidratos de Carbono: 21g
- Proteína: 22g

Salchichas de Frankfurt

¿Por qué no disfrutar del manjar de Frankfurt al comienzo del día? ¡Este plato hará que tu día sea positivo y sabroso!

Tiempo de preparación: 10 minutos
Tiempo de cocción: 20 minutos.
Porciones: 3

Ingredientes:

- Hojaldre de 3.5 oz (ya hecho)
- 1 lata de salchichas de Frankfurt
- 1 cucharada de mostaza
- Salsa de tomate

Direcciones:

1. Prepare Air Fryer: enciéndalo y precaliente a 400oF.
2. Haga que las salchichas se sequen con el líquido extra; colóquelas en el plato durante varios minutos.
3. Corte la masa en franjas iguales y enrolle una salchicha en una franja.
4. Coloque las salchichas en la Air Fryer durante 10 minutos.
6. Sirve este platillo con salsa de tomate y mostaza.

Nutrición:

- Calorías: 191
- Grasas: 13g
- Hidratos de Carbono: 6g
- Proteína: 12g

Sándwiches japoneses

¡Gran sushi para tu mañana ideal!

Tiempo de preparación: 10 minutos.
Tiempo de cocción: 15 minutos.
Porciones: 2

Ingredientes:

- 2 lonchas de cerdo
- 2 piezas de cerveza dorada
- 2 hojas cuadradas de algas japonesas
- Sal
- 2 tazones de arroz arroz japonés
- Mayonesa
- 3 hojas de lechuga
- 2 huevos
- 2 cucharadas de mirin
- 2 cucharadas de salsa de soja

Direcciones:

. Encienda Air Fryer y precaliente hasta 360oF.

. Cubra la carne de cerdo con salsa de soja. Deje marinar durante 15 minutos.

3. Batir los huevos y mezclarlos bien. Coloque los huevos en la Air Fryer y hornee por 7 minutos más.

4. Coloca el arroz en la superficie seca y ponle un poco de arroz.

5. Coloque encima unas rodajas de cerdo y cúbralas con huevos y lechuga.

7. ¡Enrolla y sirve con salsa de soja!

Nutrición:

- Calorías: 314
- Grasas: 12g
- Hidratos de Carbono: 17g
- Proteína: 28g

Conclusión

Freír al aire es uno de los métodos de cocción más populares en estos días y las freidoras se han convertido en una de las herramientas más increíbles de la cocina.

¡Las freidoras te ayudan a cocinar comidas saludables y deliciosas en poco tiempo! ¡No necesita ser un experto en la cocina para cocinar platos especiales para usted y sus seres queridos!

¡Solo tiene que tener una freidora y este gran libro de cocina de freidora!

¡Pronto preparará los mejores platos e impresionará a todos a su alrededor con sus comidas caseras!

¡Confía en nosotros! ¡Ponga sus manos en una freidora y en esta útil colección de recetas de freidoras y comience su nueva experiencia de cocina!

¡Diviértete!

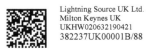

Lightning Source UK Ltd.
Milton Keynes UK
UKHW020632190421
382237UK00001B/88